AF596603

OBSERVATIONS SUR LES FIEVRES ET LES FEBRIFUGES,

A l'occasion du livre intitulé, La découverte de l'admirable remede Anglois.

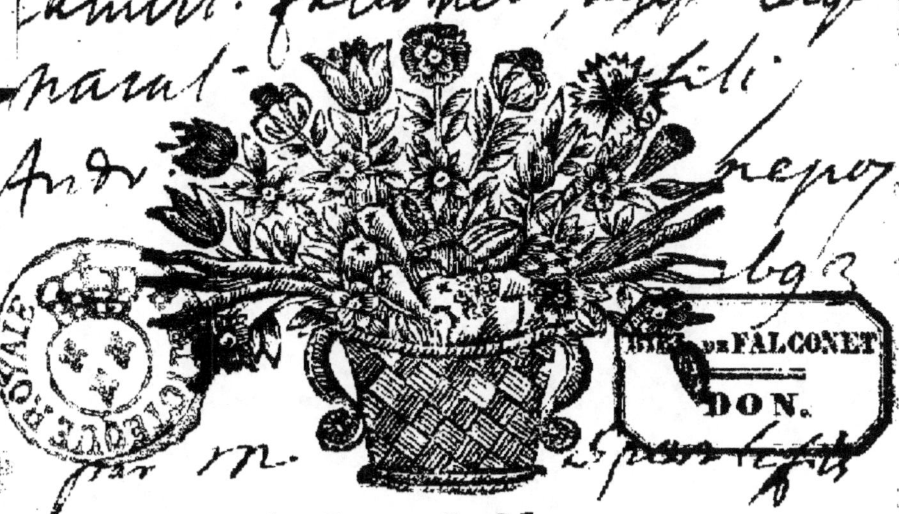

A LYON,

RUE MERCIERE, A LA VICTOIRE.

M. D. C. LXXXI.

Avec Permission.

LETTRE

A MONSIEVR l'Abbé de Sylvecane, contenant des Observations sur les Fievres & les Febrifuges.

MONSIEVR,

IE n'ay pas esté surpris de l'empressement où vous estiez ces jours passez, en lisant les premieres pages d'un petit livre intitulé *la découverte de l'admirable remede Anglois, par le sieur de Blegny, &c.* Mais comme vous avez souhaité que je vous dise mon sentiment sur ce livre & sur les Febrifuges dont on parle tant à present, j'ay crû que je pourrois mieux le faire par écrit que de vive voix.

Ce livre de M. de Blegny, à qui nous devons les nouvelles découvertes de Medecine, n'eut pas plûtost esté apporté en cette ville, que je pris plaisir à le parcourir, pour voir si le remede & la methode de le donner estoient les mesmes, dont je me suis servy depuis cinq ou six mois avec un succez favorable aux fievres tierces, double-tierces & quartes, & mesmes aux continues & malignes, pour lesquelles neanmoins il n'est pas aussi infaillible que pour les intermittentes qu'il guerit en peu de jours. Je lûs donc ou plûtost je devoray en peu de tems son livre, croyant y rencontrer ce que je cherchois : mais je n'y trouvay que la maniere dont il l'a découvert, & un engagement d'en debiter à ceux qui en auront besoin.

Je fus d'abord un peu choqué de ce procedé, & je ne doute pas que d'autres Lecteurs ne l'ayent esté aussi bien que moy: mais aprés quelques reflexions, j'ay connu que l'Auteur en avoit agi en homme sage & prudent. En effet ce seroit mépriser le remede, que de le rendre commun, & faire naître mille obstacles de la part de certains Apothicaires qui voudroient éterniser les fievres, & du côté de plusieurs Medecins qui ayant presté depuis long-tems le serment de fidelité à Hippocrate & à Galien, auroient honte de prendre une autre route, que celle que leur ont frayée leurs ancestres. Il seroit mesme arrivé que les moindres Barbiers de village, les femmes & le menu peuple auroient crû en sçavoir autant qu'un Medecin consommé dans sa profession, & auroient abusé d'un remede qui ne doit pas estre gouverné par tout le monde, non plus qu'une arme à feu par un enfant.

Il me semble aussi qu'il ne seroit pas juste que les veilles & les études d'une personne curieuse fussent au pillage des ignorans, & que le miel d'une ingenieuse abeille devinst la proye d'un faineant bourdon. Cette envie & cette emulation de découvrir une chose secrette, est un chemin aisé pour en découvrir bien d'autres, quand mesme on ne reussiroit pas à trouver celle que l'on cherchoit: car je suppose que beaucoup de Medecins dans nos Provinces ont fait comme moy, & se sont étudié, depuis qu'on a parlé de ces Febrifuges, à faire de nouvelles experiences. Enfin il y a des remedes qui font horreur à prendre, quand on sçait leur composition, & qui ne font aucune peine, quand ils ont l'air de secret.

On pourroit m'opposer ce que dit S. Augustin, qu'*estant Chrestiens comme nous sommes, nous ne devons pas cacher une chose qui seroit utile & salutaire au genre humain*. A quoy l'on peut ajoûter ce que dit Sidenham sçavant Medecin d'Angleterre; *Que s'il y a quelqu'un qui ait quelque remede specifique, ou quelque methode certaine pour guerir les fievres intermittentes, il n'estime pas qu'il merite le nom de bon Citoyen ni d'homme prudent, s'il ne découvre une chose si utile au genre humain:*

car il n'est pas d'un bon Citoyen de tourner à son profit particulier, ce qui peut apporter un si grand avantage à la societé humaine, ny d'un homme prudent de se priver de la benediction divine, qu'on doit attendre de la Souveraine bonté, lors qu'on s'applique à procurer le bien public, & qu'on prefere la vertu & la sagesse aux richesses & à une vaine reputation.

On peut répondre à cela, que si l'on estoit assuré de l'utilité que le public recevroit, en luy donnant la composition du remede, un honneste homme ne pourroit le taire sans crime : mais qu'au contraire s'il est plus avantageux de ne pas le divulguer, c'est estre bon Citoyen & prudent d'en cacher le mystere ; en procurant pourtant le moyen de s'en fournir à tous ceux qui le souhaiteront. I'en ay dit cy-desſus les raiſons aſſez ſuccinte-ment, & M. Sidenham peut ſer-vir luy-meſme d'exemple, que l'impreſſion n'eſtablit point un remede. Il a fait imprimer il y a quatre ou cinq ans ſes Obſerva-tions ſur les maladies aiguës, où il y a des methodes excellentes pour la gueriſon de pluſieurs maladies & des fievres meſmes qu'il guerit ſi parfaitement, qu'on l'appelle à Londres le Medecin des fievres. Cependant nous ne voyons pas qu'on ſe ſoit pour cela ſervy de ſa methode. Il a de meſme paru des livres tres ſça-vans pour la gueriſon des fievres & pour d'autres ſujets, qui ont eſté plûtoſt conſiderez comme des idées ſubtiles, que comme des raiſonnemens fondez ſur l'experience, & neanmoins ces livres ont eſté parfaitement bien receus.

Mais le Medecin Anglois ne s'est pas plûtost signalé par les belles cures qu'il a faites, que l'on s'est efforcé de tous costez d'imiter sa methode, & que des particuliers qui ont crû avoir son secret, en ont vendu sous le nom de *Remede de l'Anglois*, à Paris & par toute la France où ils en ont envoyé; tant il est vray que la qualité de secret luy donnoit de la reputation. Ainsi puisque l'on n'est presentement entesté que de secret, il est juste de ne plus parler qu'en secret, pour rendre le mot veritable, *populus vult decipi, decipiatur.*

Bien loin donc d'estre de ceux qui traitent le Medecin Anglois de charlatan, j'avouë ingenûment que la Medecine luy a de l'obligation, & quand mesme il n'auroit esté en son pays que simple Apoticaire, son merite le doit faire conſiderer comme un celebre Medecin des fievres : & ceux qui mépriſent ſa methode ſans la connoiſtre meritent bien moins que luy le nom de vrays Medecins.

Ce n'eſt pas à la verité que j'approuve ny le grand myſtere qu'il fait de ſon remede , ny ſon prix exorbitant : ce qui fait voir une ame trop intereſſée & trop peu charitable : & ſi ce n'eſt pas là cacher ſon talent , c'eſt du moins en faire un negoce trop reſervé.

Je croirois que pour tenir en cela la balance juſte & conſerver la qualité de bon Chreſtien & de bon Citoyen , il faudroit ſe preſcrire ces regles , pour ſatisfaire ceux qui voudroient que le remede devînt public, & ceux qui le voudroient ſecret.

1. Tâcher comme promet M.

de Blegny de pouvoir donner du mesme remede, ou d'un à peu prés semblable gratuitement aux pauvres.

2. Ne s'imposer pas une si grande necessité que de vouloir donner soy mesme chaque prise au malade, & ne pas empescher que les Medecins curieux ne le reconnussent aprés les soins de l'avoir examiné ; car aprés cela satisfaits de leur peine, ils ne l'iront pas découvrir à ceux qui n'auront pas travaillé pour le trouver.

3. Ne pas apprehender de le communiquer à des personnes de la profession avec qui nous avons une liaison d'amitié ou de sang, principalement s'ils demeurent dans des villes éloignées, où il ne seroit pas facile d'envoyer du remede, avec cette condition de le ménager.

4. S'assurer

4. S'aſſurer pendant deux ou trois années par des experiences reïterées avant que de leur en faire part ; & ſi l'on en donnoit aprés cela quelques lumieres par écrit, faire en ſorte que les gens d'eſprit puſſent à peu prés deviner ce que c'eſt, & s'en former quelque idée qui approchât de la veritable, ſans que les gens du commun y penetraſſent.

5. Ne pas ſoûtenir avec trop de chaleur que ce n'eſt point une telle drogue, & laiſſer meſme croire à ceux qui voudroient, que c'eſt une ſimple infuſion de Quinquina, de Centaurée & s'ils veulent de coquilles de noix: pourveu que le malade en ſoit promptement guery, ſurement & agreablement, autant qu'il eſt poſſible à un Medecin qui ne peut pas regarder par une feneſtre dans le corps de ſon malade.

Ainsi M. de Blegny qui a en veuë le bien public & celuy des pauvres, n'aura point de chagrin qu'un autre l'ait deviné, aprés avoir observé le goust, la couleur, la residence, & les effets de son remede ; de mesme qu'il a esté assez adroit pour deviner celuy de l'Anglois, qu'il nous avoit dépeint si mysterieux.

Dans le chapitre troisiéme qui est de l'utilité de cette découverte, on y lit une peinture assez juste de certains Medecins, qui n'ont pour la guerison des malades que la saignée, la casse, le senné & les clysteres, & qui se servent de paroles qui sentent fort le galimatias, dont on ne se devroit servir que pour tromper la curiosité d'un malade, d'une garde ou du peuple qui veut tout sçavoir. Il est bon de ne pas s'entester si fort de l'autorité des anciens, qu'on ne considere aussi ce que les modernes ont ajoûté de nouveau à la Medecine, tant pour l'œconomie du corps humain, que pour les causes des maladies & les remedes : car il y a des Medecins qui veulent tout devoir à Hippocrate, & vous verrez qu'un de ces jours, comme la matiere des Febrifuges est à la mode, on dira que les modernes les ont appris dans cét Auteur.

Le chapitre du petit livre de M. de Blegny touchant les charlatans est assurement bien tourné, & il fait assez connoistre ceux qui meritent ce nom là, ou ceux qui avec de grands mots Grecs & Latins promettent la guerison d'un malade & n'en peuvent venir à bout, ou ceux qui n'estant pas fort sçavans en Grec & en Latin guerissent pourtant leurs malades en peu de jours : mais il me semble qu'il estime trop de certaines gens, qui ont fait à la verité assez de bruit, comme un Medecin de Boeufs & un Pere Ange, qui n'ont fait de miracles, que ceux que le hazard ou l'imagination prevenuë de leurs admirateurs leur ont fournis, & qu'au contraire pour un homme ennemy de la satyre, il traite un peu trop cavalierement les Medecins ordinaires.

La preference qu'on doit faire du remede Anglois est assez bien établie sur le succez, & sur ce qu'il ne fatigue point un malade. Que si celuy de M. de Blegny produit le mesme effet, on sera bien aise d'épargner une quarantaine de pistoles, en prenant du sien, puis qu'il en falloit donner cinquante à l'Anglois : &

difficilement ſe fiera-t'on au valet de ce Medecin qui dit avoir le meſme remede, & qui n'ayant aucune teinture de la Medecine, peut facilement prendre une maladie pour une autre.

Pour les Provinces on ſera apparemment plus reſervé à en faire venir, car outre qu'il pourroit ſe corrompre en chemin, on aimera mieux ſe fier à un Medecin expert,qu'à un remede dõné à l'aveugle dont on ne ſçait pas la compoſition. De plus il y a par tout des gens curieux qui ne font pas grand bruit & qui ne laiſſent pas de bien traiter une fievre.

Le deſſein d'apprendre quelque choſe ſur cette matiere des Febrifuges, aprés celuy de l'Anglois que nous croyons avoir trouvé, nous obligea il y a quelque tems M. de Ville & moy, d'arrêter icy un Allemand Medecin chymiste qui revenoit de l'Amerique, où il avoit exercé la Medecine plus de dix ans. Mais ce pauvre garçon aprés nous avoir dit des choses surprenantes de la Medecine des Ameriquains, tomba malheureusement d'un escalier & demeura mort sur la place. Depuis un mois environ qu'il estoit arrivé dans cette ville, il nous avoit fait ouverture de la cure de quelques maladies fort considerables, comme des fievres intermittentes & particulierement de la quarte, du cancer ulceré, de la goutte, de l'ulcere des poumons, de l'epilepsie & de quelques autres encore qui étourdissent les Medecins les plus experts. Il nous en avoit mesme preparé quelques remedes en nôtre presence, que nous avons trouvez conformes aux memoires qui nous en ſont reſtez, & de la bonté deſquels l'experience nous convainc tous les jours.

La digreſſion que je vais faire touchant la Medecine des Americains de la Virginie, où il avoit ſejourné, ne ſera pas deſagreable au Lecteur, ny tout à fait hors de propos, pour nous faire comprendre le peu de ſoin qu'on a dans nos quartiers de rechercher les vertus des plantes. Il nous diſoit donc qu'ils avoient des remedes admirables tirez des ſimples pour toutes les maladies, & qu'il y avoit vû faire des cures ſurprenantes. Qu'ils entamoient la peau avec des pointes de roſeau, qui leur ſervoient de lancettes & ſucçoient le ſang du malade ſans l'avaler, ce qui tenoit lieu de ſaignées & de ventouſes. Qu'ils gueriſſoient les Hydropiques d'une maniere toute extraordinaire, dont il avoit esté témoin. Ils prenoient des cailloux ardens, & les mettoient dans un trou qu'ils avoient fait en terre & faisoient approcher le ventre du malade de ces cailloux rougis qu'ils arrosoient d'une decoction de trois herbes, dont l'une est une *Esula* : que le malade aprés avoir receu bien chaud la fumée contre son ventre, le nombril s'ouvroit, & le Medecin en laissoit sortir une quantité suffisante, autant que le malade le pouvoit supporter: aprés quoy pour refermer l'ouverture, il appliquoit dessus une certaine mousse, & reïteroit cela autant de fois qu'il le jugeoit necessaire pour épuiser le ventre. Il nous racontoit la maniere dont ils guerissoient la dureté de ratte, avec un cataplaſme composé d'une racine, qui produit l'effet d'un veſicatoire, & attire quantité d'eau: ce qui approche beaucoup de la pratique des anciens qui appliquoient des cauteres actuels ſur la ratte. Il nous devoit auſſi expliquer leur methode ingenieuſe pour guerir les maladies veneriennes & la lethargie, dans une deſcription de la Virginie que je luy faiſois faire. Un Americain nommé Raocomoco qui traitoit les malades, luy fit connoître pour quelque argent une racine avec laquelle en la machant & en s'en frottant les mains, on pouvoit manier toutes ſortes de Serpens ſans craindre qu'ils fiſſent mal. Il diſoit que perſonne que luy ne ſçavoit la vertu de cette plante, qu'il appelloit en ſon langage *Kikaſchkonko*, c'eſt à dire la mort des Serpens. Elle a du rapport à ce qu'on dit de la plante appellée ***Dictamnus Virginius***, qui se trouve dans la Virginie. Les Actes Philosophiques de la societé Royale de Londres de l'an 1665. raportent qu'avec cette plante pilée & attachée au bout d'un bâton, on tuë cette espece de Serpens, qu'on appelle *Serpents sonnants*, pourvû qu'ils la sentent, l'odeur les faisant mourir demie heure aprés: que dans tous les endroits où naist cette plante, on n'y trouve point de ces Serpens. On apprend dans le mesme livre que les Virginiens ont une racine appellée *Vichacan*, dont ils guerissent les playes. Raocomoco passoit pour si habile Magicien, qu'en invoquant un de leurs Dieux appellé Heiamsough, il faisoit revenir les Esclaves qui s'estoient sauvez, & manioit les charbons ardens. Il avoit predit qu'il mourroit d'une mort violente : c'eſt pourquoy il entretenoit amitié avec les Anglois, qu'il apprehendoit moins que ceux de ſa Nation ; & en effet il fut aſſaſſiné par ordre d'un de leurs petits Roys, s'eſtant rendu ſuſpect pour avoir ſejourné trop long-tems avec les Anglois de la Caroline. La connoiſſance des qualitez de tant de plantes eſt admirable dans ces gens idiots. Il y a meſme grande apparence que les Demons qui inſtruiſent leurs ſacrificateurs, pour les rendre Medecins, ne gueriſſent ſouvent les maladies que par la connoiſſance de certaines plantes ou mineraux dont ils connoiſſent la vertu, & non pas ſans moyens exterieurs.

L'on voit un fragment des Oracles d'Eſculape qui ſe lit

dans Gruter, où les remedes que ce Dieu ou plûtoſt ce Demon ordonne aux malades qui le viennent conſulter, ſont naturels & propres à la maladie. En voicy trois que j'ay traduits.

1. LVCIVS ESTANT MALADE D'VNE DOVLEVR DE COSTE' ET ABANDONNE' DE TOVT LE MONDE, LE DIEV ESCVLAPE PRONONCA CET ORACLE : QV'IL VINST ET QV'IL EMPORTAST DE DESSVS L'AVTEL, DE LA CENDRE, QV'IL LA MESLAST AVEC DV VIN, ET QV'IL L'APPLIQVAST SVR LE COSTE' : CE QV'IL FIT ET D'ABORD FVT GVERY, ET VINT REMERCIER PVBLIQVEMENT LE DIEV, ET LE PEVPLE L'EN FELICITA.

Voyla le remede dont les femmes ſe ſervent pour les douleurs

leurs de côté, puis qu'elles ont accoûtumé en cette occasion d'appliquer un petit sac remply de cendres chaudes. Le vin augmente la vertu des cendres pour dissiper les vents qui sont quelquefois la cause de cette douleur : mais comme il faut estre Medecin pour connoistre si la douleur est produite par cette cause, il arrive assez souvent que le peuple fait plus de mal que de bien par cette application, & augmente l'inflammation qui s'y formoit.

2. IVLIANVS CRACHANT LE SANG, ABANDONNÉ DE TOVT LE MONDE, LE DIEV INTERROGÉ LVY COMMANDA QV'IL VINST ET PRIST SVR L'AVTEL DES PIGNONS ET LES MANGEAST AVEC

DV MIEL PENDANT TROIS JOVRS, DONT IL GVERIT ET VINT RENDRE GRACES A CE DIEV EN PRESENCE DE TOVT LE PEVPLE.

Les Pignons sont bons pour la poitrine : ils l'adoucissent & luy servent de baume pour fermer ses vaisseaux ouverts. Ainsi ils sont excellens pour la phthisie & le crachement de sang : & personne n'ignore que le miel est un merveilleux pectoral. Hippocrate que quelques uns ont accusé d'avoir copié ses remedes au Temple d'Esculape, se sert du pignon avec la myrrhe pour composer un remede pour la poitrine.

3. VALERIVS APER ESTANT AVEVGLE, LE DIEV LVY ORDONNA PAR ORACLE QV'IL VINST ET PRIST DV SANG D'VN

COQ BLANC, Y MESLANT DV MIEL ET EN COMPOSAST VN COLLYRE SVR SES YEVX PENDANT TROIS JOVRS : ET IL RECOVVRA LA VEVE ET VINT RENDRE GRACES PVBLIQVEMENT A CE DIEV.

Le sang du coq est fort propre par sa chaleur à dissiper les tâches de l'œil qui commencent, & le miel éclaircit la veuë. Ainsi il n'y a rien de surprenant, si le remede composé avec ces deux ingrediens a fait recouvrer la veuë, à un homme qui commençoit d'estre aveugle. Il est vray que sur le mesme marbre, on y lit la guerison d'un autre aveugle, auquel le Dieu commanda de mettre les cinq doigts sur l'Autel, & ensuite les porter sur ses yeux, ce qui n'a rien de naturel.

Pour en revenir aux Febrifuges, il faut eſperer que la recherche qu'on en fera nous découvrira beaucoup de choſes cachées : mais pour cét effet je croy qu'il eſt important de ſe defaire de la preoccupation où l'on eſt du ſentiment des anciens, qui ne nous parlant que de bile, de pituite & de melancholie pourries, & de remedes rafraichiſſants & evacuans, ne donnent aucun lieu à ces nouvelles découvertes, qui ne s'accordent point à leurs principes, & nous empeſchent de penetrer plus avant. Voicy ce me ſemble des idées aſſez claires de la nature & des cauſes de la fievre, qui ne s'éloignent pas de celles des plus ſçavans modernes, ſur leſquelles il ſera facile d'expliquer ſes accidens & ſa gueriſon.

La fievre eſt *une agitation ex-*

traordinaire de la masse du sang, qui trouble l'œconomie du corps humain. Cette agitation est produite par plusieurs causes exterieures, comme par les exercices immoderez , par l'ardeur du Soleil, par une cheute, par les objets qui nous excitent à la colere, à la peur, & à la tristesse, & par d'autres causes qui émeuvent le sang avec trop de violence. Mais la cause la plus ordinaire des fievres, & qui n'en produit pas seulement des Ephemeres & de peu de jours, mais des intermittentes & des continuës avec des redoublemens reglez & mesme malignes, c'est un levain ou chyle trop aigry, qui estant introduit dans le sang y produit un mouvement extraordinaire, qui cause differens accidens.

La preuve de cela est que

toutes les liqueurs aigres ou acides meſlées avec d'autres d'une nature oppoſée, qu'on appelle en termes de l'art, Alkalis, y excitent un boüillonnement. Ainſi ſi vous meſlez de l'huyle de vitriol avec de l'huyle de tartre, ils font une ebullition conſiderable & s'échauffent ſenſiblement. Il en eſt de meſme de mille autres liqueurs, dont je ne diray rien, puis qu'on le peut apprendre dans un livre de M. Grev *du mélange des liqueurs*, traduit de l'Anglois par M. Meſmin Medecin de Paris.

Vne autre preuve qui me paroit convaincante eſt que le chyle ſe meſlant dans le ſang, fait tous les jours naturellement dans les perſonnes les plus ſaines une ombre de fievre, qui ne differe de la veritable que du plus au moins. Car une demy heure ou une heure aprés le repas dés que le plus ſubtil du chyle, ou ſa ſeule vapeur qu'il pouſſe avant luy par ſa fermentation, s'inſinue dans le ſang, il répand une fraîcheur aux pieds & aux mains, qu'on a raiſon de prendre pour une marque de ſanté.

A quelques uns meſme il produit des baillemens & des envies de dormir, avec un poux plus petit & plus frequent. Voylà le commencement de la fievre. Ce froid eſtant paſſé ſuccede une chaleur par tout le corps, qui eſt meſme tres forte aux creux des mains & des pieds de ceux qui ſont d'un temperament bilieux, & en meſme temps le pouls s'éleve & bat plus fort : voyla la chaleur & la vigueur de la fievre.

Quatre ou cinq heures aprés le repas quand tout le chyle est meslé avec le sang, & qu'il a receu une partie de sa perfection par la circulation, la chaleur diminuë, le pouls reprend son estat naturel & l'appetit revient: voylà le declin de la fievre. Si aprés cela son demeure douze heures ou mesme plus sans rien manger, le pouls devient extremement lent & la vigueur qu'on avoit auparavant se diminuë; voylà l'estat d'un homme à qui la fievre est absolument passée. Mais comme les alimens dont on se nourrit ne sont pas semblables & que les temperamens sont differens, cela fait que les uns ont peu ou point de froid, que les autres sentent beaucoup de chaleur aprés le repas, & sont plus legers ou plus pesans, ce qui a du rapport aux differens accidens qui accompagnent les fievres.

Si le chyle mesme trouve un sang trop subtilisé & exalté, cela produit une fievre lente qui se fait particulierement sentir aprés le repas, & jette le malade dans une maigreur & un abbatement considerable.

Par là on peut comprendre pourquoy le Caphé & le Thé pris aprés le repas empeschent de dormir ceux qui y sont sujets, à moins qu'une longue habitude ne les rende inutils : c'est que par leur amertume & chaleur moderée ils dissipent les fumées trop épaisses du chyle. Par là on peut aussi concevoir ce que les naturalistes disent que les Lions & les Chevres ont tous les jours la fievre ; car comme ils sont d'un temperament chaud & sec, leur chyle a plus de disproportion avec leur sang, & en s'y meslant y excite un plus grand combat qu'aux autres animaux. Pline fait mention d'un certain Caius Mecenas qui eut toute sa vie la fievre, & ne dormit pas un moment les trois dernieres années de sa vie. Au contraire les Cerfs qui sont d'un temperament froid & sec, & dont par consequent le sang n'est pas fort propre à fermenter n'ont jamais la fievre, à ce que dit Pline. Il ajoûte que plusieurs Dames de qualité s'étant accoûtumées à manger tous les matins du Cerf, ont esté fort long-tems exemptes de fievre.

Ce levain dans les fievres intermittentes a son siege dans les petites glandes de la tunique veloutée de l'estomac & des intestins décrites par M. Payer. Ces glandes ont chacune leurs petits canaux excr eteurs & déchargent une serosité fort limpide, qui est de la mesme nature de la lymphe qui circule dans tout le corps; & cette liqueur subtile jointe à celle qui est fournie incessamment par les canaux salivaires, & au suc pancreatique, sert de levain & de dissolvant au chyle.

Ce dissolvant se trouvant trop aigre, communique au chyle son aigreur, de mesme que les acides font cailler le lait. De sorte que ce chyle entrant dans les veines & les arteres, & ne pouvant estre perfectionné par la circulation ordinaire, lors qu'il regorge en assez grande quantité pour exciter dans le sang une fermentation plus violente que celle qui se fait aprés le repas, l'accez de la fievre commence & continuë jusqu'à ce que ce chyle aigry soit dissipé & poussé dehors par les sueurs ou par la simple transpiration.

Or selon que le levain est en plus grande quantité ou le sang plus ou moins susceptible de boüillonnement, les fievres deviennent tierces, double-tierces ou quotidienes, quartes & double quartes. Ainsi les bilieux ayant le sang plus boüillant & plus subtil tombent pour l'ordinaire dans des fievres tierces ou double-tierces.

De là vient que les anciens ont dit & qu'il est encore vray en quelque maniere, que la bile est la cause de la fievre tierce intermittente & continuë : car il y a apparence que ce qui fait une fievre intermittente, fait aussi une continuë de la mesme espece : puis que chaque accez d'une intermittente, est comme une

une petite fievre continuë, & une continuë comme un long accez d'une intermittente. Les accez de celle-cy commençant, continüant & finiſſant à peu prés comme une fievre continuë entiere. La continuité ne venant d'autre choſe, ſi ce n'eſt que ce chyle introduit dans le ſang n'a pas pû eſtre perfectionné, & par conſequent la maſſe du ſang n'a pas pû fournir un levain propre à faire la digeſtion parfaite des alimens. Il eſt auſſi à remarquer que la maſſe du ſang venant à acquerir une diſpoſition plus acre & plus inflammable, le chyle quoy que naturel produit de meſme une fievre continuë, ce qui eſt à obſerver dans la pratique, puis qu'alors la ſaignée, & les alimens & remedes rafraichiſſans ſeront plus à propos: & ſur tout les acides qui calment l'agitation du ſang, en l'épaiſſiſſant & le rafraichiſſant, & en precipitant les parties ſulfurées qui entretiennent le tumulte.

Cela eſtant ainſi eſtably, il ne me ſera pas difficile de ſatisfaire à pluſieurs queſtions, qu'on peut faire ſur la fievre & ſur les Febrifuges.

1. *D'ou viennent les friſſons de la fievre, & pourquoy le tremblement eſt plus fort dans la quarte?*

Les liqueurs acides épaiſſiſſant le ſang parmy lequel elles commencent à ſe meſler l'empeſchent de communiquer ſa chaleur aux parties. Et comme le ſang plus il eſt éloigné du cœur, moins il eſt chaud, cela fait que les friſſons commencent par les extremitez, & continuent juſqu'à ce que par l'effort du cœur & des arteres à purifier le ſang par leurs battemens redoublez, toute cette fumée ſoit diſſipée, la chaleur du ſang violemment agité ſuccedẫt à ce froid. Le levain des fievres quartes eſt plus acide & plus gluã̃t & le ſang plus groſſier, ce qui cauſe pour l'ordinaire le froid plus violent. Et comme ces vapeurs ont ſouvent de l'acrimonie, elles picotent quelquefois les parties membraneuſes par où elles paſſent, d'une telle maniere, que les malades ſouffrent comme ſi on leur plantoit des épingles dans le corps. Ceux qui ont le ſang ſubtil & le chyle moins groſſier ont des accez ſans froid conſiderable.

2. *D'ou procede la chaleur des Febricitans qui ſuccede au froid, l'alteration, les douleurs de reins, & les douleurs de teſte ?*

La chaleur procede du mouvement dereglé des petites parties du ſang , lequel eſt composé ſelon les Obſervations des Anglois par le Microſcope, d'une infinité de petits Globules rouges nageants dans une eau claire : car la chaleur de tous les corps ne vient que du mouvement de leurs petites parties. L'alteration ſurvient par la chaleur qui conſume la ſeroſité du chyle. Les douleurs de reins qui accompagnent tantôt le froid , tantôt la chaleur , ſont excitées par le boüillonnement de la maſſe du ſang dans les grands vaiſſeaux couchez ſur les reins. Les douleurs de teſte ſont enfin l'effet du battement violent des arteres du cerveau contre les membranes qui l'envelopent : ainſi ceux dont le ſang s'éleve ou bat plus fort, ou à qui ces membranes ſont plus ſenſibles , ont auſſi plus de douleurs de teste que les autres.

3. *Pourquoy les melancholiques qui abondent en humeurs acides, sont moins sujets aux fievres que les autres?*

Parce que la masse du sang estant infectée de cette acidité & peu propre à fermenter, le chyle quoy qu'il s'aigrisse souvent dans leur estomac n'excite pourtant aucune fievre, se trouvant de la mesme nature avec le sang : car deux liqueurs qui ne sont point contraires l'une à l'autre ne fermentent point ensemble, non plus que deux amis unis en sentimens ne se querellent & ne se battent point l'un contre l'autre. Ainsi il ne faut pas s'étonner si dans les pays froids on est moins sujet aux fievres que dans les climats chauds : & si ceux qui ont le sang plus grossier & plus melancolique sont moins attaquez de la fievre que les autres. C'est ce qui fait dire à Hippocrate, que *ceux qui ont des vents ou raports aigres ne sont gueres sujets à la pleuresie*, parce que leur sang est plus grossier & moins propre à se precipiter avec violence sur le costé pour y faire une inflammation. Je me souviens d'avoir vû un Danois à Montpellier, qui de melancolie s'estoit jetté d'un second étage dans la ruë, & s'estoit cassé bras & jambes, qui n'eut jamais de fievre pendant son traitement.

4. *D'ou vient que les fievres sont plus frequentes & plus opiniâtres en Automne, que dans les autres saisons?*

C'est parce que l'Esté qui a precedé a rendu le sang trop inflammable, & plus susceptible de fievre : outre que l'inegalité de la saison ayde beaucoup à corrompre le chyle. De plus les fruits venant alors en abondance, fournissent à ceux qui en mangent beaucoup, un levain qui produit des fievres longues & opiniâtres,& particulierement des quartes qui duroient d'une année à l'autre selon la Sentence d'Hippocrate & selon la vieille methode de les traiter. Pline dit que les quartes ne commencent point en Hyver, & en effet ce n'est que tres rarement; mais les saisons peuvent estre dereglées, & on void souvent des jours d'Automne ou de Printemps au milieu de l'Hyver.

5. *Comment les fievres tierces changent en double-tierces & quartes, & les quartes en tierces?*

Les fievres tierces changent en double-tierces & les quartes en double-quartes, quand le chyle devient plus dispro-portionné avec le sang, & que ces deux liqueurs pouvant moins compatir ensemble s'entrechoquent plus souvent. Les tierces deviennẽt quartes quand par une maniere de vivre trop rafraichissante ou des remedes rafraichissans donnez mal à propos le levain s'aigrit, ou le sang s'épaissit davantage. Au contraire les quartes changent en tierces, quand par un regime ou des remedes trop échauffans, le levain & la masse du sang se subtilisent & prennent plûtost feu. Generalement les intermittentes peuvent devenir continuës par un mauvais regime & des remedes trop chauds, qui font passer tout le levain dans les veines & rendent le sang trop susceptible d'une agitation de longue durée. Et les continuës deviennent intermittẽtes, quand la nature tâche à ſe debarraſſer de ce levain en le precipitant dans les premieres voyes : de meſme qu'aprés l'ebullition de l'huyle de vitriol & de l'huyle de tartre, il ſe precipite au fonds du vaſe une matiere blanche qu'on appelle le tartre vitriolé.

6. *Quelle eſt la cauſe du retour reglé des fievres ?*

R. Quoy qu'il y ait quelque choſe d'inexplicable dans le retour des fievres, qui eſt quelquefois auſſi reglé que le flux & reflux de la mer, je dis qu'il y a apparence qu'il vient de la proportion égale des alimens que l'on prend & du chyle qui ſe fait. En effet ceux qui mangent trop font avancer leur accez, quoy que d'ailleurs il puiſſe avancer pour d'autres raiſons, comme lors que le ſang échauffé par les accez precedens devient plus susceptible de fermentation: au contraire il recule quand on prend moins de nourriture, ou que le levain commence à s'adoucir. Enfin il y a des fievres qui ne sont point reglées, ce qui marque un desordre dans les organes ou dans la masse du sang, qui rend la fievre de plus difficile guerison & plus sujette aux recheutes: & alors on la peut appeller symptomatique, comme est celle qui vient des obstructions.

7. *Pourquoy les Febricitans ne prennent pas la fievre un peu aprés le manger.*

La raison n'en paroîtra pas difficile, pourvû qu'on fasse reflexion avec moy, que le dernier accez de fievre a dissipé & poussé au dehors par une transpiration considerable & quelquefois par une ſueur copieuſe, une tres grande partie de l'acidité de la lymphe qui produiſoit ces deſordres : de ſorte qu'immediatement aprés un accez, elle n'eſt plus aſſez forte, ni en aſſez grande quantité pour donner au chyle un certain degré d'acidité qui produiſe, quand il ſe meſlera dans la maſſe du ſang, cette fermentation & cette émotion que nous appellons fievre. Mais ce levain ayant pris des forces & s'eſtant augmenté par le temps & par les alimens, il ne manquera pas de livrer combat au ſang comme auparavant. Ceux qui ont quelque teinture de chymie & qui ont fait quelque attention ſur les operations de la nature, n'auront pas de la peine d'entrer dans ma penſée : car ils auront obſervé qu'il faut des longues fermentations, pour qu'une liqueur douce s'aigrisse, & qu'il faut aussi une certaine quantité de liqueurs contraires, pour qu'il se fasse une fermentation considerable. Par là on rendra facilement raison pourquoy ceux qui n'observent point de regime & n'épargnent rien à leur appetit font avancer & prolonger leurs accez, & qu'au contraire ceux qui se reglent, se delivrent plûtost de cét ennemy domestique. En mesme temps on concevra aussi pourquoy la fievre cesse si ce levain est changé par un remede contraire à sa nature, & qu'il se rétablisse en son premier estat, sans évacuation mesme considerable. Si j'avois voulu faire un livre, plûtost qu'une espece de lettre, j'aurois dû faire quelques Observations sur la nature & l'origine des acides, & sur

les

les differentes fermentations ; mais comme ces matieres sont si spirituellement traitées dans VVillis & dans Mayou, je n'aurois pas crû rendre un grand service au public d'expliquer en nostre langue ce que nous avons d'eux en Latin.

8. *D'où vient que les pieds & les mains, quelquefois mesme le visage enflent aux febricitans ?*

Parce que la partie aqueuse du chyle corrompu estant poussée aux extremitez, le peu de chaleur des pieds & des mains comparé aux autres parties ne la peuvent pas dissiper, & que la dureté ou densité de la peau du visage continuellement exposé à l'air n'en permet pas si facilement la transpiration. Cela même est à considerer aux pieds & aux mains, où le marcher & le travail rendent le cuir plus dur. Au reste la pratique nous fait observer que ces enflures viennent le plus souvent à ceux qui n'vrinent gueres, qui ne suent pas, & aux personnes foibles & âgées. Ainsi ces enflures ne sont pas tant à craindre, pourvû qu'elles ne suivent point le vice des entrailles & que la fievre diminuë : car elles s'en vont ensuite assez facilement par les purgatifs & par les cordiaux.

9. *Pourquoy les fievres quartes quand elles durent conduisent à l'hydropisie, à la dureté de foye ou de ratte & à la jaunisse?*

L'Hydropisie survient par la mesme raison que l'enflure des extremitez; lors que cette serosité, au lieu de se décharger sur les pieds ou sur les mains tombe dans le ventre, ou lors que ces parties estant déja bouffies, l'enflure monte aux jambes, aux cuisses & au ventre : ou mesme ce qui est encore pis, lors que par la durée de la maladie les entrailles se sont dessechées & endurcies, & ne peuvent plus épurer le sang, ni en separer la serosité. Ces endurcissemens & scirrhes du foye & de la ratte sont l'ouvrage de la dissipation continuelle, que la chaleur fievreuse fait de l'humidité nourriciere : & la jaunisse est une suite de ces endurcissemens ou des obstructions du bas ventre causées par le ferment acide, ce qui fait refluer la bile dans les veines, en bouchant les passages qui la devoient porter à la vessie du fiel. Or il est certain que les acides oppilent & coagulent le sang dans les parties où ils dominent. Ainsi ce qu'Hippocrate dit que la fievre quarte non seulement n'est pas dangereuse, mais qu'elle exemte d'autres grandes maladies est vray dans la Grece, qui estant sous un climat plus chaud que le nostre, ne produit pas des fievres quartes si incommodes qu'en ces quartiers, tant parce que le sang n'est pas si grossier, que parce que les corps transpirent mieux. En effet les climats diversifient fort les maladies, & nous ne sçavons presque ce que c'est des fievres quintaines, septaines & nonaines, qui ont leurs accez de cinq en cinq, de sept en sept & de neuf en neuf jours, dont parle le mesme Hippocrate. Vn de mes Collegues m'a dit en avoir vû il n'y a pas long-temps une septaine, qui eut cinq ou six accez reglez, & j'en vis une ces jours passez qui en eut trois de huit en huit jours, ce qui pouvoit estre plûtost l'effet du hazard que d'un mouvement reglé.

10. *Si une grande abstinence peut guerir la fievre?*

Ce qui donne lieu à cette question est ce que j'ay avancé, que c'estoit le chyle corrompu & aigry, qui estoit la cause la plus ordinaires des fievres; d'où l'on peut inferer, qu'en demeurant d'un accez à l'autre sans manger, on pourroit en guerir. A quoy je répons que c'est le remede ordinaire des Grecs, qui n'ont gueres de Medecins parmy eux. Ils demeurent des quatre ou cinq jours sans manger ni prendre de boüillons, beuvant seulement de l'eau dans laquelle on a pilé quelques amandes, & pour l'ordinaire en ce temps-là ils guerissent de la fievre soit continuë soit intermittente, particulierement des tierces & double-tierces. Cét exemple n'eſt pourtant pas à imiter dans ce pays, car les Grecs faiſant maigre les deux tiers de l'année, & jeûnant ſouvent des jours entiers ſans rien prendre, il n'eſt pas ſurprenant qu'ils puiſſent ſupporter une ſi longue abſtinence : mais dans nos climats où l'on mange beaucoup & des alimens nourriſſans, ce ſeroit hazarder ſa vie que de l'entreprendre, & on a vû icy une perſonne de qualité mourir pour s'eſtre opiniâtrée de paſſer d'un accez de fievre quarte à l'autre ſans rien manger. On me dira qu'ils devroient donc eſtre gueris dés le ſecond ou troiſiéme jour : mais il faut conſiderer que leur boiſſon qui a quelque choſe de nourriſſant fait un peu de chyle qui peut faire quelques accez plus legers qu'avec un aliment plus ſolide, & cependant la chaleur debaraſſée de la digeſtion de l'aliment, diſſipe plus facilement les reſtes du levain. La methode de la pluſpart des Medecins Italiens eſt plus cruelle & moins raiſonnable; car ils defendent à leurs malades de boire pendant tout l'accez, ce qui les échauffe terriblement, & n'avance pas pour l'ordinaire la gueriſon.

11. *Si la ſaignée eſt Febrifuge?*

Comme *Febrifuge* ſignifie *tout ce qui chaſſe la fievre*, il n'y a pas de doute que la ſaignée ne ſoit ſouvent Febrifuge, principalement lors que la fievre ne vient que de quelque cauſe exterieure qui a mis le ſang en mouvement, comme l'exercice, le Soleil, le vin, la colere: car dans ces occaſions la ſaignée fait à peu prés le meſme effet que l'air qu'on donne à un tonneau lors que le vin boult, de crainte qu'il ne creve, ou celuy qu'on donne à un pot dont on diminuë l'eau de crainte qu'elle ne se repande. Si l'on ne saignoit pas, le sang qui occupe alors plus de place qu'à l'accoûtumée, pourroit faire ouvrir les vaisseaux du poumon & du cerveau, & produire un crachement de sang, une phrenesie ou quelqu'autre accident facheux : mais dans les fievres intermittentes où le levain acide est la principale cause, la saignée n'est point Febrifuge. Ce n'est pas qu'il ne faille souvent commencer par elle, principalement dans les double-tierces qui aprochent des continuës, & cela à dessein de rendre le sang moins susceptible d'agitation, ou d'en diminuër la plenitude : mais je la croy ordinairement dangereuſe dans les fievres quartes, & propre à faire durer la maladie, à moins qu'il n'y aît quelque autre indication qui la demande, dont la connoiſſance appartient ſeulement au Medecin.

12. *Si les ptiſanes laxatives & autres purgatifs ſont Febrifuges ?*

Quand le levain de la fievre eſt entretenu par des cruditez d'eſtomac, la purgation peut eſtre Febrifuge, & prevenir les accez qui auroient ſuivy en delivrant les organes du fardeau qui les chargeoit, & leur laiſſant la liberté de ſe reſſerrer & de chaſſer le reſte du levain: mais ſi le levain a ſa ſource dans les poſtes que nous luy avons aſſignez, ou que l'eſtomac meſme ait quelque vice qui luy faſſe corrompre les alimens, la purgation ne peut eſtre Febrifuge que par accident, c'eſt à dire, par exemple, en excitant une diarrhée, qui tire souvent d'affaire un malade. Les purgations mesmes sont ordinairement necessaires pour frayer le chemin aux Febrifuges. Autrement les purgatifs ne guerissent pas la fievre, soit parce que le levain n'étant pas encore adoucy en est effarouché, soit parce qu'ils ne passent que dans les veines & dans les arteres. Il arrive même souvent que les purgatifs par les agitations frequentes qu'ils font au parties, en pervertissent l'action, affoiblissent beaucoup le malade, & emportent trop de bile, qui est le baume du chyle & du sang, quand elle n'est pas irritée.

13. *Si les vomitifs sont Febrifuges?*

Les vomitifs sont quelquefois necessaires aux febricitans, sur tout lors que l'on y trouve de la disposition, parce qu'ils dégagent fortement l'estomac des impuretez qui l'empeschent de faire sa fonction, & qu'ils vuident la matiere qui multiplieroit le levain : ainsi ils ne sont Febrifuges que par accident. Ils sont mesme tres souvent dangereux, parce qu'ils fatiguent beaucoup les malades, affoiblissent l'estomac, & ouvrent quelquefois les vaisseaux du poumon. C'est particulierement dans la fievre quarte, qu'il ne s'en faut gueres servir lors qu'elle a duré trop long-temps, parce que le levain estant gluant & infiltré dans les premieres voyes, ne sçauroit se détacher sans un grand effort : car s'ils sont doux ils ne font qu'émouvoir, & s'ils sont violens ils mettent le malade en danger de sa vie, à moins qu'on ne soit d'une constitution fort robuste: Sur cela je me sens obligé d'avertir le public de se défier de ces Barbiers, Empiriques & charlatans, qui promettent de guerir les maladies avec un peu de poudre, ou une eau claire & insipide, parce qu'ordinairement ce sont des remedes antimoniaux des plus violens qui se mettent en petit volume, ou de l'eau dans laquelle on a fait boüillir du vitriol, de l'arsenic ou du reagal, qui n'agissent que par une irritation furieuse ou convulsion de l'estomac, & qui mesme quand ils emportent la fievre laissent des impressions de chaleur dans les entrailles, des douleurs d'estomac & des crachemens de sang. Il seroit juste que Messieurs de la Chambre établie contre les empoisonneurs connussent de ceux

ceux qui ont tué quelque malade par ces poisons; car quoy qu'ils puissent dire qu'une petite quantité de ces drogues n'est pas capable d'empoisonner; je soûtiens que lors qu'ils les dõnent à des personnes delicates qui en meurent, on peut justement dire qu'ils leur ont donné du poison: outre que sous le pretexte de ces remedes dangereux, il sera facile à un empoisonneur d'augmenter la dose, & de dire, qu'il ne l'avoit donné que pour un vomitif.

14. *Si de s'enyvrer de vin ou d'eau de vie guerit les fievres?*

Le vin bû avec excez excite une grande ebullition dans le sang & pousse souvent au dehors par differentes voyes la cause des fievres, & on en a vû des personnes gueries: mais ce n'est pas un exemple à imiter:

car il faudroit estre bien asseuré de ses forces, & de la resistance que fera un corps affoibly de la fievre aux effets de l'yvresse, comme peuvent estre la lethargie, la phrenesie & la mort mesme. Ainsi c'est n'avoir ni sens commun ni teinture du Christianisme, de vouloir se conserver la santé du corps par un remede dangereux & par une maladie de l'ame. Je laisse à penser si un homme mourant dans son yvresse meurt en fort bon estat. Pour l'eau de vie, il la faut laisser aux Hollandois, qui ont accoûtumé d'en boire & en peuvent mieux supporter l'effet. Ils en prennent ordinairement avant le froid de la fievre, ce qui peut aisement le diminuër, mais aussi augmenter la chaleur qui doit succeder, & quand ils la veulent tout à fait chasser, ils en boivent des pintes toutes entieres, ce qui reussit quelquefois aux Matelots & autres gens robustes.

15. *Si les Eaux minerales sont Febrifuges?*

Il est constant que les Eaux minerales sont d'un tres grand secours pour guerir les fievres intermittentes chroniques : mais il faut observer que ce sont particulierement celles qui sont chaudes & impregnées d'un sel nitreux conforme au vray nitre des anciens, & de quelque partie de soufre ; comme sont celles de Bourbon l'Archambaud & de Vichy : c'est ce que j'ay remarqué dans le voyage que j'y fis le Printemps passé avec Messieurs Garnier fils & de Ville mes Collegues. Nous nous éclaircimes fort dans ce voyage de tout ce qu'on doit croire de ces grandes

Piscines, d'où veritablement plusieurs malades s'en retournent fort soulagez : mais nous reconnûmes bien que ce ne sont pas des remedes universels, comme l'ont écrit plusieurs Historiens, qui se sont plus attachez à nous décrire la magnificence des bains, des bassins & de tous les bâtimens qui les accompagnent, qu'à nous persuader par plusieurs experiences du sel & du mineral dont elles sont chargées : & lors qu'ils s'en sont mêlez, soit qu'ils n'en ayent pas sçû faire l'analyse, ou qu'ils ayent crû qu'un seul sel n'estoit pas capable de tant d'effets, tantôt ils nous ont dit que leurs eaux étoiẽt chargées de nitre, de vitriol & de soufre tout ensemble, tantôt de soufre, de vitriol & d'alun, & quelquefois encor de fer, de nitre & de vitriol, dont ils ne nous ont donné d'autres preuves que leurs guerisons pretendues. Mais si heureusement pour nous ils s'y estoient pris, comme le sçavant M. du Clos, & aprés luy M. Fouët Medecin de Vichy, ils nous auroient épargné la peine d'un voyage de six à sept semaines pour examiner trente sources minerales du voisinage, dont on ne peut gueres se servir heureusement sans s'estre donné la peine de les visiter & de les anatomiser par plusieurs experiences. C'est par là qu'on évite la confusion de voir revenir des eaux, des malades en plus mauvais estat qu'ils n'y étoient allez. Et si la plus part des Medecins ne s'y étoient pas trompez si souvent, le plus spirituel Comique du temps n'en auroit pas fait une raillerie si ouverte. Pour revenir à mon sujet, je dis que les Eaux de Bourbon l'Archambaud & celles de Vichy, pourvû qu'on les sçache ménager, & qu'on prenne bien garde à la portée des malades, sont souvent Febrifuges par le sel nitre dont elles sont chargées, & par la partie soufrée & balsamique dont elles sont enrichies. Par ce composé, dis-je, l'acidité de la lymphe est fort adoucie, les parties nourricieres sont fortifiées, la chaleur naturelle rétablie, les obstructions des premieres voyes débouchées, & ce qu'il y a enfin de surcharge & de sediment dans toute la masse du sang, est poussé du centre à la circonference par la transpiration, par les sueurs & par les vrines. Que si neanmoins avant l'usage de ces eaux, le malade n'est pas preparé, ou est sujet à quelque fluxion sur la poitrine par une ſeroſité fort acre, ou que ſes hypochondres ſoient fort obſtruez, alors les eaux qui ſeront chargées d'une tres grande quantité de nitre, trouvant une maſſe du ſang fort ſoufrée & fort embraſée, ne manqueront pas d'y exciter des mouvemens fort impetueux, de changer une fievre intermittente en continuë tres aiguë & de porter le malade dans les dernieres extremitez, comme on le void tous les jours arriver à ceux qui negligent les avis d'un habile Medecin.

16. *Si la Theriaque, l'Orvietan & pareilles compoſitions gueriſſent la fievre?*

Il peut arriver que des corps bien preparez par les ſaignées, les purgations & les autres remedes, manquant de force & de vigueur, ont eſté aydez par quelque priſe de Theriaque ou d'autres compositions chaudes qui subtilisent les humeurs. Mais comme le peuple fait ce remede sans indication ni methode, il arrive assez souvent que le sang en est rendu plus propre à fermenter, ce qui augmente l'alteration & les douleurs de teste & la fievre mesme. Il y en a qui guerissent la fievre quarte, quand elle est legere, en frottant l'épine du dos de Theriaque & d'eau de vie, ce qui subtilise le sang & ayde au levain à se dissiper par la transpiration : mais il faut d'ordinaire des machines bien plus fortes pour détruire cét ennemy opiniâtre.

17. *Comment la peur guerit la fievre quarte?*

On a vû des personnes qui trembloient la fievre quarte, gueries par une peur subite, & on dit qu'Henry IV. guerit un fievreux de cette maniere. Il s'estoit rendu maître d'un Château, où se trouva un Gentilhomme dans son accez de fievre quarte. Le Roy feignit d'estre en colere & luy dit qu'il luy feroit bien passer la fievre. Il demanda du papier & écrivit ces quatre vers, *Fievre quarte, je te conjure, De par la barbe de Mercure, Que hors de ce corps tu desloges, Comme d'icy a fait Desloges.* Le malade qui croyoit qu'on luy écrivoit son Arrest de mort fut saisi d'une si grande frayeur, que la fievre luy passa. C'est l'effet de l'agitation extraordinaire des esprits, qui subtilise le sang grossier des fievres quartes, & pousse dehors le levain par les sueurs ou par la diarrhée. Neanmoins il ne se faut pas servir de ce remede, car si la peur est mediocre elle ne fait rien, & si elle est grande elle peut faire mourir, puis qu'il y a bien des gens qui meurent de peur, soit subitement, soit ensuite par le desordre qu'elle excite dans toute l'œconomie du corps.

18. *Pourquoy les lieux marécageux & humides sont fievreux ?*

C'est parce qu'il s'éleve perpetuellement de ces lieux là des corpuscules acides qui se meslent avec le sang par la respiration, & communiquent leur acidité à la lymphe pour produire differentes sortes de fievres selon la disposition qui se trouve dans le corps. Cela est si vray que le fer mesme dans tous les lieux humides se roüille en peu de temps, & personne n'ignore que la roüille est l'ouvrage de tous les acides. S'il y a mesme des voutes dans ces terroirs humides, qui puissent arrester ces atomes elles s'en chargent considerablement, & nous donnent le salpestre, qui est si acide, qu'on en compose l'eau forte. C'est par cette raison que les voyages sur l'eau ne sont pas bons aux febricitans & particulierement sur l'eau douce: car pour la mer bien loin de leur estre contraire, on perd souvent la fievre aprés s'y estre embarqué, parce que l'air marin abonde en atomes salins contraires aux acides. Il y a pourtant des ports de mer où l'on est fort sujet à la fievre, parce que l'eau y croupit, & que les vapeurs qui s'en élevent meslées avec celles de la terre infectent tout l'air voisin. Ainsi il n'y a pas de lieu plus fievreux qu'Alexandrette où presque tous ceux qui y abordent prennent la fievre. Et il ne s'en faut pas étonner, car ce lieu étant déja marécageux par l'enfoncement du port, a encor une montagne haute à son levant, qui empêche le Soleil d'y donner avant le gros du jour. Le remede le plus prompt & le plus assuré qu'on y pratique, est de partir promptement pour respirer un autre air. De même Smyrne qui est au fonds d'une anse de l'Archipel, & qui a des marécages tout joignant, est aussi fort sujette aux fievres en Automne. Ainsi nos Lyonnois ne manquent gueres de prendre la fievre, quand ils vont dans la Dombe, qui est un pays plein d'Etangs. De tout cela on peut tirer des consequences de pratique qui ne seront pas inutiles, comme par exemple, qu'il est bon d'ôter les febricitans des chambres basses & des appartemens qui sont sur les rivieres, & de faire changer d'air d'air à ceux qui n'ont pris la fievre, que par un mauvais air.

19. *Si une peau d'œuf attachée au bout du doigt, ou une tanche appliquée vive sur l'épine du dos, ou sous la plante des pieds, peut guerir la fievre?*

Ce sont icy de ces remedes du peuple qui pour avoir guery un malade entre cent, sont employez comme s'ils avoient quelque qualité specifique. Cependant nous en voyons souvent l'inutilité : mais s'ils ont guery quelqu'un, c'est ou par l'effort de l'imagination du malade, ou par la douleur qu'excite leur froideur & leur ligature sur ces parties nerveuses échauffées, la douleur causant une agitation extraordinaire du sang : jusques-là mesme qu'on a vû mourir icy une personne des accidens violens que luy cauſerent une tanche appliquée ſous la plante des pieds. La tanche devient ſouvent noire & le peuple s'imagine, que c'eſt la malignité qui paſſe du corps du malade à celuy du poiſſon: mais ce n'eſt qu'un effet de la chaleur & de l'humidité qui le corrompent. Les anciens au rapport de Pline avoient des Febrifuges beaucoup plus ridicules & plus ſuperſtitieux dont il ſe moque luy-meſme, comme des rognures d'ongle, qu'il falloit chercher avant le lever du Soleil & les appliquer avec de la cire contre la porte d'une autre perſonne, dans le corps duquel la fievre paſſoit. Trois goutes de ſang tirées de la veine des oreilles d'un Aſne & beuës dans deux pots d'eau: le foye d'un Chat tué au declin de la Lune & ſalé, bû avec du vin avant l'accez des fievres quartes. Les dents de l'œil du Crocodile remplies d'encens, & attachées au bras droit du malade, pour toutes les fievres d'accez. Dioscoride dit aussi que trois araignées pilées & appliquées dans un linge sur le front & sur les temples guerissent la fievre tierce.

20. *Comment les vesicatoires guerissent les fievres & particulierement celles qui sont malignes ?*

En Hollande on applique des vesicatoires aux bras, aux cuisses, & aux jambes, non seulement aux fievres malignes, mais aussi aux simples tierces. Les François qui sont plus delicats, souffrent à peine qu'on les leur applique, s'ils ne tombent dans la réverie, l'assoupissement ou les convulsions. Il est vray que le remede est cruel, mais il est d'un grand effet. La nature nous enseigne ce chemin dans les fievres malignes, en faisant des depositions d'humeurs acres où la gangrene se met, particulierement sur le croupion, à quoy la chaleur du lit, qui échauffe cette partie contribuë. Et quelquefois cette gangrene qui sembloit estre de si mauvais augure est la guerison du malade, par la suppuration & par l'expulsion des humeurs malignes que la nature a procurée, & que l'art n'avoit pas osé tenter. Ainsi c'est à la sortie de ces serositez acres qu'on doit la guerison aux vesicatoires.

21. *Si les remedes qu'on applique sur le poignet avec lesquels on charge la fievre, sont Febrifuges?*

Ces sortes de remedes ausquels le peuple ajoûte beaucoup de foy, sont souvent des especes de vesicatoires, estant composez de sel, de vinaigre, de poudre à canon, d'ortie, de suye de cheminée, de racine de ranunçule, d'ail & d'autres semblables ingrediens. Ils font mesme quelquefois plus de mal que les vesicatoires, parce qu'on les applique sur le poignet qui est plus membraneux & nerveux que charnu. On en fait aussi avec des drogues qui n'ont pas cette qualité d'ulcerer la peau, mais qui peuvent communiquer au sang celle de l'échauffer ou de precipiter l'acide, comme ceux qui se font avec le camphre & l'eau de vie, ou bien de fixer en quelque maniere le sang, comme ceux qu'on fait avec la toile d'araignée, avec les limaces ou avec le *Bursa Pastoris*, qui est une plante astringente. Neanmoins on ne void pas grand succez de ces sortes de remedes, à moins que l'imagination du malade n'en ſoit fortement émeuë, par ceux qui les leur appliquent & qui leur en promettent une prompte & infaillible guériſon. Il ſe peut faire auſſi que comme on n'a recours à eux que quand on eſt las des autres remedes, qui ont à demy guery le malade, la fievre ceſſe trois ou quatre jours aprés, ce qui ſeroit de meſme arrivé, quand on n'auroit rien fait. Ils peuvent particulierement eſtre d'uſage aux enfans qui refuſent ſouvent les remedes interieurs, & dont le ſang eſt plus ſuſceptible de l'impreſſion d'un remede externe.

21. *Si la petite Centaurée & la Germandrée ſont Febrifuges?*

Ces plantes ſont extrémement ameres; neanmoins comme on ſe reſout à tout pour guerir, les gens de la campagne uſent de leur decoction pour ſe delivrer des fievres intermittentes. Pluſieurs Auteurs font grande eſtime de la petite Centaurée, à laquelle ils ont donné l'epithete de Febrifuge, & Dioſcoride recommande fort dans la fievre tierce la Germandrée ou *Chamædrys*. Ainſi il ne faut pas douter qu'elles ne ſoient bonnes, quand elles ſont données methodiquement : mais on n'en void pas toûjours le ſuccez qu'on en eſperoit, ſoit parce qu'on le fait mal à propos & dans le temps qu'il ne faut pas, ſoit parce qu'on les donne à des perſonnes trop delicates qui en ſont échauffées & alterées. D'ailleurs elles n'ont pas ſeules toutes les qualitez d'un veritable Febrifuge, qui doit eſtre tout à la fois diuretique, diaphoretique ou sudorifique, pour chasser le levain, balsamique pour reparer les forces perdues, styptique ou astringent pour fortifier les fibres des parties, quelquefois narcotique pour calmer la trop grande agitation du sang, & enfin un veritable Alkali pour émousser & rompre la pointe de l'acide. Hippocrate donne la racine du *Pentaphyllum* dans les fievres tierces; mais à moins que cette plante n'eust plus de force dans la Grece, elle n'en a pas assez dans ce pays, quoy qu'elle soit un peu astringente: aussi ajoûte-t'il que si la fievre ne cesse pas, on fasse prendre au malade le suc du Triolet, avec celuy du *Silphium* dans du vin meslé d'égale partie d'eau. C'est dommage qu'on ait perdu la connoissance de cette celebre plante appellée *Silphium* ou *Lascrpitium*, que les Anciens ont vanté pour tant de maladies. Pline fait un Chapitre exprés de toutes ses vertus. Elle naissoit dans la Lybie, & on en void encore la figure dans une medaille des Cyreniens, où elle a quelque chose de ressemblant à l'Apy ou Seleri, comme Theophraste & Dioscoride l'ont remarqué dans leurs ouvrages des plantes. Dans la fievre quarte Hippocrate veut qu'on donne le suc de ces plantes dans le vin pur. Ainsi l'on peut remarquer qu'il ne craignoit pas tant le vin dans les fievres, que font la pluspart des Medecins de nostre temps, quoy qu'ils se vantent d'estre ses Disciples. Il ordonne même dans cette fievre de l'ail pilé & meslé avec du miel, qui doit bien plus échauffer que le vin. Dioscoride & Serenus Sammonicus y ajoûtent des punaiſes, pour rendre le ragouſt plus excellent. En general les medicamens que les Anciens appelloient (ληξιπύρετα) *Lixipyreta*, qui veut dire la même choſe que *Febrifuges*, eſtoient composez d'ingrediens chauds, comme on peut le voir dans Galien, dans Marcellus & dans Trallien.

23. *Pourquoy les levres jettées & boutonnées marquent ordinairement que la fievre eſt paſſée ?*

Parce que c'eſt un Indice que la nature ou les remedes ont fait un effort conſiderable pour chaſſer ce levain acre & acide de la fievre, lequel en paſſant a fait impreſſion ſur ces parties delicates & ſpongieuſes. C'eſt par la même raiſon que la galle ſurvenant à la fievre quarte la fait ceſſer, & que rentrant dedans elle la fait revenir. Cela ne doit pas empeſcher qu'on ne purge aprés un malade, pour vuider le marc que la ſueur ou la ſimple tranſpiration n'ont pas pû emporter & qui pourroit cauſer des rechutes.

24. *D'où procedent les degouſts & les amertumes de bouche aprés la fievre?*

Les degouſts viennent du deſordre de l'eſtomac, qui n'a pas bien fait ſa fonction depuis longtems, ou du levain de l'eſtomac, que la chaleur de la fievre & la frequente boiſſon ont diſſipé & delavé. Les amertumes de bouche ſont cauſées par les fumées & la ſuye qu'a laiſſé le boüillonnement du ſang dans les veines & du chyle dans l'eſtomac, & qui ſe ſont imbibées dans la langue qui eſt une partie fort ſpongieuſe : car perſonne n'ignore que les fumées & les suyes sont ameres, sans qu'il soit necessaire d'attribuer cette amertume à la bile qu'on accuse souvent injustement.

25. *Pourquoy les laitages, les fruits cruds & le vin nouveau font souvent revenir la fievre?*

Les laitages, le fruit crud & le vin nouveau sont chargez tres considerablement de parties acides, qui se separent dans un estomac foible & renouvellent ensuite les premiers desordres de la fievre. Ainsi Pline dit tres à propos que les raisins frais ne sont pas sains aux febricitans. Il arrive pourtant par accident qu'ils guerissent quelquefois la fievre, estant mangez en assez grande quantité au temps des vandanges, parce qu'ordinairement ils excitent une diarrhée, qui entraine avec elle toutes les mauvaises

humeurs

humeurs & le levain de la fievre. Il faut dire la même chose du vin bas que du vin nouveau ; puisque son tartre ou sa lie s'estant remeslée avec le vin l'a aigry, & par consequent l'a rendu propre à renouveller le levain. Par la même raison on doit éviter quelque temps aprés qu'on est guery, les patisseries, les salures, & les ragousts, qui estant ordinairement composez de parties aigres, & de parties acres & ignées, font du tumulte dans un estomac foible, sans pouvoir estre parfaitement digerez, fatiguent les parties destinées à la digestion & échauffent la masse du sang. Ainsi il ne faut pas s'étonner si l'on void assez frequemment des rechutes; puis qu'il y a bien des malades qui veulent plûtost gouverner leur

Medecin, que de ſe laiſſer gouverner par eux, & qui ne ſçavent point commander à leur appetit. Il y en a d'autres qui d'abord qu'ils ſont gueris, s'imaginent qu'ils n'ont plus beſoin de remedes, & qu'on eſt d'intelligence avec les Apoticaires pour augmenter leurs parties. C'eſt ce qui fait peut eſtre qu'aprés le remede Anglois les malades ſont moins ſujets aux rechutes, puis que la ſomme conſiderable dont on l'a payé, fait que ceux qui le donnent n'en épargnent pas les priſes. Car au fonds il n'y a pas apparence, que ce remede mette les malades au deſſus de tout ménagement, & qu'il ait aſſez de force, pour empeſcher les nouveaux ferments, qu'un excez de bouche peut cauſer dans un convaleſcent, quinze jours ou un mois aprés avoir cessé d'en prendre. Au reste les fievres qui ont duré long-temps & beaucoup affoibly les organes, sont bien plus sujettes aux rechutes, que quand on les a gueries aprés les premiers accez.

26. *S'il y a quelque remede Febrifuge specifique, qui chasse les fievres par une qualité occulte, & qui soit universel?*

Les qualitez occultes sont un asyle fort commode à l'ignorance ordinaire de l'homme, qui ne penetre point l'essence des ouvrages de la nature: & l'on ne peut disconvenir que ce qui nous est inconnu, peut à juste titre estre appellé occulte, & qu'il y a des choses dans la nature qu'il sera toûjours plus facile, & si l'on veut encore plus honneste, d'admirer que d'expliquer. Neanmoins il faut toûjours recourir le moins que l'on peut à cét Asyle, & il me semble que selon les Principes que j'ay posez, il ne sera pas si difficile de rendre raison de tous ces pretendus specifiques. Je n'ay point parlé du Quinquina, parce qu'un Medecin celebre de Paris que j'honore infiniment en a fait un livre particulier, sans s'estre empressé d'y mettre son nom. C'est le même livre que Monsieur de Blegny a crû estre d'un Medecin de Lyon, parce qu'il y a esté premierement imprimé. Je dis de plus que l'on peut trouver par tout dans les plantes & dans les animaux dequoy composer des Febrifuges : Et il ne faut pas s'imaginer que la nature ait esté si peu liberale à nos climats, qu'elle n'y ait produit les alimens & les remedes necessaires à la conservation de la vie. Ce n'est souvent qu'une certaine preoccupation que nous avons en faveur des drogues qui viennent des Indes & des autres pays éloignez, qui nous les font estimer & mépriser au contraire celles qui viennent dans nos jardins. Si nous n'avons pas le Sené, la Rhubarbe & la Casse, nous avons en échange les fleurs & les feüilles de pescher, les roses, le nerprun, & mille autres purgatifs, qui peuvent estre employez avec succez. Ainsi pourvû qu'une plante ou plusieurs drogues unies en un mesme composé par la chymie ou par une simple preparation Galenique, ayent les qualitez que nous avons dit estre necessaires à un Febrifuge veritable, il ne faut pas douter qu'elles n'ayent leur effet sans qu'il soit necessaire de l'attribuer à aucune qualité occulte. Mais ce qui est considerable & qui sert mesme à establir nôtre hypothese de la cause des fievres, est que toutes les plantes & autres drogues, qu'on a jusqu'à present vantées pour la guerison des fievres, bien loin d'avoir aucune acidité qui sympathisast avec le ferment acide, ont au contraire de l'amertume, de l'astriction, de la chaleur, & des sels volatils & alkalis ennemis de tous les acides, & guerissent les fievres par leurs qualitez manifestes. Ainsi l'on se servira utilement avec les precautions & les preparations necessaires, de la poudre de vipere, de son sel, du poivre, de la muscade, du soulphre, de l'Absynthe, de l'écorce de fresne, de la racine de contrayerva, du

Verbascum, de la Gentiane, de la Valeriane sauvage, de la graine de moutarde, du sel armoniac, du sel de tartre, du sel de Centaurée, de la Veronique, du Panax, du Chardon benit, de l'Angelique, du Chamæmeli, du Genevre, de la Sauge, de la Rue, de l'Hypericum, du Galega, de la Verveine, du Plantain, de la Centaurée, du Chamædrys, de l'Ortie, de l'Asarum, de la Chelidoine, de la Betoine, du Thé, du Caphé, de l'Opium, de l'Antimoine, du Sassafras, du Gayac & mesme du Mercure.

Je ne pense pas aussi qu'un seul & mesme remede puisse estre salutaire à toutes les fievres que mille circonstances peuvent diversifier. Mais je ne desavouë pas qu'il s'en trouve, lesquels de leur nature ou part l'art, ont presque toutes les qualitez de vrais Febrifuges, & que comme un mal habile cuisinier avec les meilleurs ingrediens, ne sçaura pas faire un bon apprest, & qu'au contraire un qui entendra bien son métier, en fera de tres bons avec peu de chose; ainsi un homme peu sçavant dans la Medecine & peu versé dans la nature ne reussira que par hazard; au lieu que celuy qu'une étude serieuse ou du moins une frequente experience ont rendu habile, guerira ses malades heureusement & avec peu de remedes. Enfin je me persuade facilement que tous les Medecins peuvent inventer des Febrifuges & les donner à propos, pourvû qu'ils conçoivent bien la nature de la fievre en general & l'estat particulier de leurs malades. Le celebre Monsieur de Mayerne Medecin du Roy d'Angleterre, dont le talent particulier estoit, d'entendre merveilleusement bien la matiere medicale, avoit des eaux & autres compositions Febrifuges, qui n'estoient faites qu'avec des plantes de nos climats, comme je le sçay par des manuscrits qui sont entre mes mains.

Il me semble que pour cét effet, il est bon de ne rien negliger & d'experimenter mesme les remedes qui paroissent extravagans, pourvû qu'ils ne puissent pas mettre un malade en danger de la vie. Le foye d'un Lievre ou d'un Chat sechez au four & beus avec du vin sembleront ridicules à quelqu'un, & neanmoins ils ont esté recommandez par des Ecrivains sçavans, & il y a quelque raison de croire qu'ils sont Febrifuges, puisque ces parties abondent en sels alkalis & volatils, comme le sang dont ils sont composez. Les Autheurs sont remplis de ces sortes de remedes, où à la verité le discernement est tres necessaire, pour ne pas s'exposer à voir devenir une maladie pire qu'elle n'estoit avant que l'on y eust touché.

Pour conclusion de tout ce discours, nous devons nous feliciter d'estre nez dans un siecle si fertile en nouvelles inventions, & sous le regne d'un si grand Monarque, qui ne fait pas moins fleurir les Arts Liberaux que l'Art de la Guerre: ce qui nous doit faire esperer de voir la Medecine portée de jour en jour à un plus grand point de perfection, au grand soulagement de tous les malades; en contribuant comme il est juste de nôtre côté par nos reflexions &

par nos experiences, à tout ce qui peut ſervir à ſon ornement.

Voylà, Monſieur, à quoy m'a engagé la complaiſance que j'ay euë pour vous : mais il faut avoüer qu'en voulant vous informer de ce que vous ſouhaitiés, je me ſuis inſtruit moy-meſme; en examinant une matiere qui s'eſt multipliée ſous mes mains, & qu'en croyant de vous écrire une ſimple Lettre, j'ay preſque fait un juſte traité, que de ſecondes penſées pourront un jour augmenter. Cependant je dois eſtre ſatisfait de ces idées toutes groſſieres qu'elles ſont, puis qu'elles m'ont donné l'occaſion de vous témoigner la paſſion que j'ay d'eſtre toute ma vie,

MONSIEVR,

Voſtre tres-humble & tres obeïſſant ſerviteur
SPON fils D. M.

A Lyon, ce 12. Dec. 1680.

castor · gr · ix ·
ass. fond · xx · gr ·
souf. salin · ʒi ·
fecul. bry · ʒiß
laud · liquid · xx · gr ·
musc · xii · gr ·
mell · mercur · q · s ·
d · dij ·

www.ingramcontent.com/pod-product-compliance
Lightning Source LLC
LaVergne TN
LVHW020033170826
845678LV00001B/226